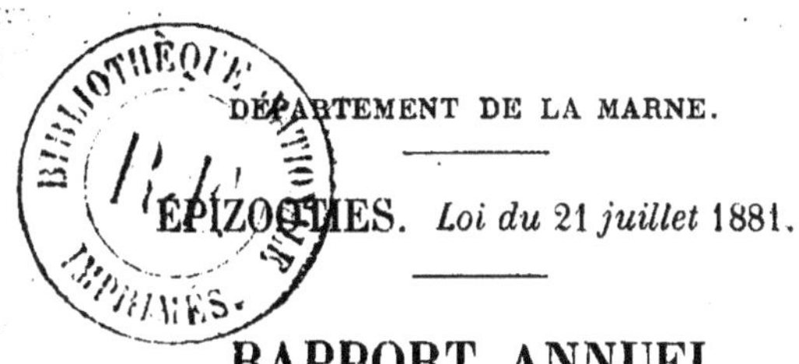

DÉPARTEMENT DE LA MARNE.

ÉPIZOOTIES. *Loi du 21 juillet 1881.*

RAPPORT ANNUEL

SUR L'ÉTAT SANITAIRE ET SUR LE SERVICE DES ÉPIZOOTIES

Du 1er juillet 1885 au 30 juin 1886.

Châlons, le 10 juillet 1886.

MONSIEUR LE PRÉFET,

Ce rapport sur les épizooties et sur le service sanitaire dans la Marne, demandé par votre lettre du 21 juin dernier, pour le Conseil général, comprend la période annuelle *du 1er juillet 1885 au 30 juin 1886* ; par conséquent, il rappellera le dernier semestre de l'exercice écoulé qui vous a été soumis.

PÉRIPNEUMONIE CONTAGIEUSE.

Cette maladie s'est encore abattue violemment sur le département.

Après avoir fait 29 victimes durant le *premier semestre* 1885, pendant le *second que nous rapportons de nouveau,* elle a frappé 56 sujets qu'il a fallu abattre dans les six communes ci-après désignées, savoir :

1° A Somme Suippe, 1 vache sur 8, chez 1 propriétaire.
2°   Vitry-la-Ville, 1 id.   3, id. 1   id.
3°   Sommepy,   3 id. 10, id. 2   id.
4°   Châlons,   6 id. 16, id. 2   id.
5°   Cuperly,   5 id. 12, id. 2   id.

      Soit :   16 bêtes sur 49, chez 8 propriétaires (1).

6° Enfin, pour la *seule commune de Saint-Martin-aux-Champs*. . . . . 40 sur près de 200, chez 20 propriétaires.

    Totaux...   56 sur   249, chez 28   id.

(1) Différence 33 bêtes épargnées, restant au 31 décembre, non compris Saint-Martin-aux-Champs.

Nous avons dit ailleurs (dernier rapport de fin d'année), que cette poussée inattendue, presque soudaine, heureusement *localisée* dans cette dernière commune, était due à deux cas aigus signalés par le pâtre, les 8 et 10 octobre, dans le troupeau communal allant au pâturage depuis près de 40 jours, et que dès lors, ce troupeau se trouvant infecté, nous a fait porter de suite un pronostic fâcheux, c'est-à-dire, qu'il nous a fait pressentir un avenir menaçant et *prendre immédiatement* des mesures rigoureuses.

Tels que : Interdiction du parcours communal, isolement et séquestration des animaux, en les faisant rentrer et rester chacun dans leurs étables respectives ; désinfection *journalière et permanente* des locaux, cours, litières, fumiers, etc., *chez tous les propriétaires, sans exception* ; de plus, observation stricte des art. 3 et 4 de la loi du 21 juillet 1881, 1 et 2 du décret du 22 juin 1882.

Le tout légalement assuré par un arrêté préfectoral *spécial* portant déclaration d'infection applicable à *toute la commune* et à *toutes les exploitations, comportant l'inoculation générale*, l'avertissement dans les communes voisines ; en plus, des conférences sur ce sujet dans la salle publique de la mairie de Saint-Martin-aux-Champs.

Néanmoins, comme on devait s'y attendre, d'autres cas n'ont pas tardé à justifier nos sombres prévisions, en se succédant rapidement et en se montrant dispersés sur les différents points du village pour atteindre le nombre *de* 40 *bêtes dans* 20 *étables*, principalement en novembre et décembre.

Chose digne de remarque, notée dans notre dernier rapport, c'est que vers la fin de 1884, lors de la première invasion de l'épizootie dans cette même commune, 16 cas abattus ont eu lieu dans six étables groupées *dans le même quartier*, contenant ensemble 57 bêtes inoculées dans les conditions de l'art. 9 de la loi, et que ces mêmes étables et 41 bêtes épargnées restantes, *quoi qu'ayant subi l'influence des mêmes causes, le pâturage compris, n'ont éprouvé aucune atteinte à la seconde invasion qui a éclaté un an après, et pourtant avec plus de violence que la première.*

Cet état réfractaire doit-il être attribué à une immunité naturelle, ou n'était-il pas acquis par l'inoculation préventive, comme aussi par le séjour avec des malades dans un milieu infecté? Et n'est-ce pas ainsi que cela se passe neuf fois sur dix, pour ne pas dire toujours, à savoir: que dans les conditions ordinaires, les animaux ainsi contaminés, artificiellement ou naturellement, jouissent de cette immunité qui fait la base de la théorie et la force de l'inoculation Willemsienne; ce qui explique, en effet, quoi qu'on en dise, l'extinction des épizooties et la survivance, alors garantie, des sujets qui ont subi ces épreuves.

D'ailleurs, nous avons en mains des relevés officiels recueillis par nous, indéniables, qui justifient ce que nous avançons et qui corroborent ce que nous observons avec tous les auteurs dans les épizooties de péripneumonie contagieuse, où tous les animaux ainsi préservés parcourent ensuite le cycle normal de leur existence, sans rechute et sans propager aucun germe délétère. Du reste, cette observation n'est-elle pas la règle de tous les fléaux épidémiques et épizootiques? Cependant, en l'espèce, il y a exception pour les animaux *concentrés dans des locaux fermés, chauds, humides, privés de la lumière solaire, condamnés à l'immobilité et à respirer forcément un air empoisonné, saturé de principes contagifères de la maladie* et soumis à un régime d'aliments fermentés, tièdes, aqueux, amylacés, *anti-toniques*, comme chez nombre de nourrisseurs, ainsi que nous l'avons constaté à Oiry, à Epernay, à Reims, etc. (Voir nos grandsrapports précédents).

Ainsi donc, pendant le second semestre 1885, en novembre et décembre, le service des épizooties, surtout à *Saint-Martin-aux-Champs, — point capital de ce rapport, —* s'est montré très compliqué, pénible, laborieux en cette saison, exigeant des démarches fréquentes pour l'application des prescriptions et des formalités rendues moins difficiles, il est vrai, par l'intervention intelligente de M. le Maire, par l'appui de l'administration, par le concours de M. Vallerant, et enfin par les propriétaires qui se sont prêtés à l'accomplissement des mesures imposées, bien que leurs intérêts particuliers aient dû en souffrir.

Arrivant au *premier semestre* 1886, nous nous retrouvons encore à Saint-Martin-aux-Champs où la péripneumonie contagieuse, si foudroyante, n'a plus fait que trois victimes en janvier, une en février, une en mars, une en avril, une en mai, et 0 en juin ; égal 7 pour ce semestre à ajouter aux 40 du semestre précédent, *soit 47 sinistres pour cette seule commune* à laquelle il reste encore près de 150 vaches qui ont été inoculées dans les conditions de l'art. 9 de la loi (1).

Le dernier cas étant *du* 10 *mai*, date par conséquent de 51 jours seulement.

Malgré cette grande *accalmie*, nous nous hâtons d'affirmer la continuation et l'application scrupuleuse des mesures préventives.

Avant de quitter cette localité si fortement éprouvée, nous ferons remarquer que les communes les plus voisines et au-delà, riches en bestiaux, sous le coup de la panique, n'ont ressenti jusqu'alors aucune atteinte de l'épizootie, malgré leur proximité et leurs relations ; chacun, d'ailleurs, se tenant sur ses gardes.

Seulement, une belle exploitation isolée, de *Vitry-la-Ville*, à trois kilomètres, vient d'être envahie par la maladie, sans cause saisissable, en respectant et en sautant le village de Cheppe, qui n'est qu'à un kilomètre et demi, dont la population bovine a une importance de 350 bêtes environ.

Tout en prélevant un si lourd tribut sur la petite commune de Sᵗ-Martin-aux-Champs, le fléau, toujours pendant ce premier semestre 1886, enlevait encore successivement, savoir :

1° A Châlons, du 23 février au 10 avril, chez M. Olivier-Poinsenet, 6 bêtes sur 15, différence : 9 qui restent.

2° Châlons, le 13 mai, chez M. Vinot-Varlet, 1 bête sur 15, différence : 14 qui restent.

3° Mourmelon-le-Grand, le 16 mai, chez M. Aubert-Dez, 1 bête sur 7, différence : 6 qui restent.

(1) Sur ce nombre quelques-unes ont été vendues pour la boucherie.

4° Mourmelon-le-Grand, le 23 mars, chez M. Pariset-Clovis, 1 bête sur 8, différence : 7 qui restent.

5° Petit-Mourmelon, le 9 avril, chez M. Gayet-Jacquart, 1 bête sur 5, différence : 4 qui restent.

6° Vitry-la-Ville, du 29 mai au 23 juin, chez M. Vigy-Brémont, 6 sur 29, différence : 21 qui restent, deux ayant été abattues sans ordre.

7° Courtisols, le 10 juin, chez M. Appert-Collery, Eugène, 1 bête sur 4, différence : 3 qui restent.

8° Sommepy, le 24 février, chez Mme veuve Collet-Leloup, 1 bête sur 3, différence : 2 qui restent.

Soit : 6 communes, 8 propriétaires, 18 abattages sur 86 animaux, différence : 66 qui restent.

Enfin, les sinistres péripneumoniques régulièrement constatés, *pendant cette période annuelle du 1er juillet 1885 au 30 juin 1886*, peuvent se résumer ainsi qu'il suit :

12 communes, 42 propriét^res, 81 abatages, 28,580 f. de perte contre :

39 communes, 49 propriét^res, 103 abatages, 46,984 f. de perte *de la période précédente ;* différence en moins :

27 communes, 7 propriét^res 22 abatages, 18,404 f.

D'où il y a lieu de reconnaître une décroissance très accentuée de la péripneumonie contagieuse, malgré la fatale recrudescence de Saint-Martin-aux-Champs, sans laquelle la situation serait relativement aussi satisfaisante que possible.

Nota. — En comparant la perte de 28,580 fr. pour 81 bêtes abattues, avec celle de 46,984 fr. pour 103 abatages de la période précédente, on trouve un écart d'un peu plus de 100 fr. par tête.

Cette différence frappante est due à ce que, dans ce dernier cas, beaucoup de sujets, appartenant à des nourrisseurs de Reims, d'Epernay et de Pierry, étaient de choix, comme vaches laitières, et d'une valeur supérieure.

En terminant cette trop longue énumération, nous ferons remarquer que 220 animaux évidemment *contaminés* par cohabitation, la plus grande partie, *depuis plus de neuf mois*, sont épargnés, et que, à part la commune de Saint-Martin-aux-Champs, tous les autres foyers conjurés sont restés isolés jusqu'à ce jour ; c'est-à-dire sans se propager et sans nouveaux cas.

Sans oser répondre à bref délai d'un meilleur avenir sanitaire, nous nous croyons autorisé à espérer bientôt la fin de l'épizootie dans notre région, sous la condition de persévérer dans l'application de la loi *dans toute sa teneur*, suffisamment armée pour combattre le fléau aussitôt qu'il apparaît n'importe où, à l'exception pourtant des cas qui surgissent sans qu'on puisse en découvrir la source ; par exemple, lorsque des propriétaires évitent la déclaration pour livrer clandestinement leur bétail contaminé, qui, dès lors, passe, se perd et se confond dans les mains du commerce ; ce qui rend inaccessible la découverte de la provenance, ainsi qu'en témoignent maintes recherches consciencieuses faites inutilement, et même plusieurs poursuites judiciaires qui semblaient basées sur les preuves les plus probantes.

Une cause analogue qui a pu contribuer à infester le département, c'est la négligence de l'inspection des foires et marchés, où les trafiquants peuvent impunément présenter des bandes d'animaux non contrôlés, dans lesquelles foires, précisément, les commerçants de bestiaux vont d'habitude chercher et vendre leurs marchandises avec la plus grande confiance ; ainsi, par exemple, un fermier prévenu par un acheteur — boucher, marchand israélite ou tout autre — que la péripneumonie est dans ses étables, *qu'il n'est que temps* de se débarrasser de ses bêtes, etc., se laisse bien vite dominer par la peur, et aussitôt, compères et complices, flairant d'habitude l'appât d'un gain dans le malheur d'autrui, apparaissent en offrant leurs services pour sauver, disent-ils, la situation, sous la condition d'une discrétion réciproque et de ne faire aucune déclaration ; le pacte conclu, l'étable livrée en une ou plusieurs fois est dispersée par les transactions à la faveur du long temps de l'incubation de la maladie, sans qu'il soit possible de remonter à l'origine.

D'aucuns ne voient de salut en cet état de choses qu'en poursuivant les vendeurs ; nous sommes certainement aussi de cet avis, quand il y a preuve indéniable ; mais combien il est difficile, pour ne pas dire presque toujours impossible, d'établir cette preuve, en raison même des oscillations de la marchandise qui passe de mains en mains, de foire en foire, de pays en pays et de l'incubation longue et indéterminée ; les possesseurs se succédant, se déchargeant, se renvoyant de l'un à l'autre, arguant tous de leur irresponsabilité, de leur ignorance, et dont la culpabilité, en effet, ne doit retomber que sur le premier propriétaire vendeur et sur le premier acheteur qui se sont rendus complices et coupables en éludant la déclaration imposée par l'art. 3 de la loi.

On a souvent proposé l'interdiction des étables et du commerce des marchands de bestiaux d'où sont sortis des sujets reconnus péripneumoniques *dans les trois mois* de leur livraison : mais n'est-ce pas là une grosse question légale ? Comment, en effet, et sur quoi baser cette mesure ? Nous nous sommes bien des fois livré à des investigations et à des visites domiciliaires sans rien découvrir, les marchands, du reste, *renouvelant leurs bêtes tous les* 8, 15 ou 20 *jours*, ainsi que nous l'avons vu plus haut, et ne pouvant justifier eux-mêmes de leur provenance première.

Notre conclusion, d'accord avec tous les praticiens, est de se montrer sévère, sans abus, pour obtenir la déclaration voulue par la loi ; véritable pivot de tout le système sanitaire, dont la première responsabilité incombe à la fois au propriétaire et à l'autorité locale qui a charge des intérêts de ses administrés et de l'exécution des mesures prescrites.

Presque toujours prévenue dès le début, soit par voie directe, soit par la rumeur publique, le rôle de l'autorité municipale est tout tracé par l'art. 4 de ladite loi ; de ce moment, si chacun obéit, l'administration et le service sanitaire sont maîtres et à peu près certains d'étouffer le mal sur place.

Aussi, par conviction et par devoir, nous ne pouvons trop invoquer la sollicitude et les pouvoirs du Conseil général et de l'administration pour favoriser l'exécution de la loi sanitaire dans toutes ses prescriptions et dans toute son étendue, en faisant appel, au moins par la persuasion, au concours de MM. les Maires qui en sont les premiers agents et les premiers exécuteurs.

Si quelques-uns prennent l'initiative, nous savons que d'autres restent sourds aux instructions et indifférents aux mesures les plus élémentaires : déclaration, visite des foires, surveillance des tueries, des équarrisseurs, etc., où viennent se réfugier et aboutir tous les cas véreux.

Il semble, tant que l'ennemi n'a pas frappé fort, qu'on ne doit pas s'en occuper ; c'est là une grave erreur qu'il suffit de citer pour en apprécier les funestes conséquences ; car en matière de contagion et de salubrité publique, il faut veiller toujours, avant, pendant et après, et ne pas admettre légèrement le semblant d'ignorance derrière lequel se retranchent les délinquants.

Nous n'ignorons pas que le service des épizooties est à ses débuts et qu'il y a encore beaucoup à faire pour le vulgariser en l'améliorant. Pourtant, il est organisé dans la Marne au mieux des vues de la loi, de son fonctionnement et de tous les intéressés ; l'administration supérieure, les municipalités et les propriétaires étant libres du choix des agents militants, et tous les vétérinaires égaux, sans hiérarchie blessante, pouvant tous être requis indistinctement et suffire, puisqu'ils sont au nombre de 53.

Du reste, plusieurs départements nous ont copié, et la grande généralité des vétérinaires au congrès sanitaire de 1885, à Paris, ont émis une opinion favorable au système que nous suivons.

Sans doute que la question budgétaire se dresse et vient peser de tout son poids devant l'assemblée départementale, naturellement scrupuleuse et soucieuse des deniers du pays. Cela se comprend d'autant plus que c'est un chapitre nouveau qui s'ajoute au passif déjà si chargé. Est-il possible de l'éviter? Nous le voudrions certainement; mais la loi l'impose par ses formalités nécessaires et indispensables ; par ses délégations, par les déplacements *illico*, les visites, les constatations doubles par deux vétérinaires, par les autopsies, par des rapports nombreux, etc., surtout en temps de cala-mité épizootique comme dans ces derniers temps.

Ces frais sont donc subordonnés à la fréquence des mala-dies contagieuses, ils peuvent être trois, quatre ou dix fois plus considérables et parfois aussi, fort heureusement, très-légers ou insignifiants, ainsi qu'en témoignent les statistiques et la carte sanitaire des 86 départements; d'où cette conclu-sion : application rigoureuse, *en tout temps*, du service des épizooties, de manière à être toujours prêt pour en arrêter la propagation ; car il ne s'agit pas seulement de la vie des animaux, comme d'aucuns le croient, mais bien aussi de la vie de l'homme menacée par la contagion de la morve, du farcin, du charbon, de la rage, de la ladrerie, de la tuber-culose, etc.

Autre considération *capitale :* pour la religion de chacun, nous croyons opportun de rappeler, comme point de mire, que le mobilier bétail de la Marne ne représente pas moins *de 80 millions de francs* (1), et que la conservation de cette importante fortune de notre agriculture, comme aussi le sort des cultivateurs malheureux, méritent bien la sollicitude, la protection, les sympathies et *les sacrifices* que leur accordent l'Etat, l'administration et l'assemblée départementale.

Nous avons cru utile cette digression explicative pour ré-pondre à la légitime préoccupation du Conseil général qui, dans sa dernière session, a fait de la péripneumonie conta-gieuse l'objet d'une motion pour la nomination d'une com-mission technique chargée d'étudier les causes et la marche de cette maladie dans la Marne.

INOCULATION PRÉVENTIVE.

Cette petite opération a été pratiquée au fur et à mesure des déclarations, dans les conditions de l'art. 9 de la loi sanitaire; c'est-à-dire à peu près 300 fois, la moitié dans di-

(1) La statistique officielle de 1842 accuse 200,019 têtes de gros bétail.

verses communes et l'autre moitié à *Saint-Martin-aux-Champs*.

Elle a eu lieu presque toujours par le vétérinaire sanitaire, à dix centimètres de l'extrémité caudale, par une encoche superficielle, épidermique, faite de haut en bas, en dédolant, pour recevoir la sérosité virulente choisie et recueillie, souvent le jour même ou de la veille au plus tard, sur un poumon malade.

Trois accidents consécutifs non mortels à noter :

1° Un engorgement œdémateux remontant jusqu'au sacrum ;

2° Une chute du tiers de l'organe par élimination gangréneuse ;

3° Une amputation.

Indépendamment des 81 cas régulièrement constatés, ayant droit à l'indemnité de la moitié de la perte, 8 autres, vendus préventivement, abattus ou morts, non justifiés suivant la loi, par incurie, ignorance, etc., ont été privés de toute indemnisation.

Ces derniers faits, assez fréquents au début de toute invasion contagieuse, sont d'autant plus graves et plus dangereux que, dans ces circonstances, la déclaration et l'isolement font presque toujours défaut, que dès lors le mal s'implante et se propage sans obstacles.

C'est pourquoi, ainsi que nous en avons déjà exprimé l'utilité, nous voudrions voir MM. les Maires les premiers prévenus et instruits de tous les événements , prendre plus énergiquement l'initiative pour faire appliquer la loi.

En terminant ce chapitre, nous ne devons pas omettre, Monsieur le Préfet, de vous rendre compte que, dans le cours des deux semestres que nous venons de rapporter, 14 cas ont donné lieu à des déclarations qui vous ont été adressées au sujet d'animaux suspects ou soi-disant atteints de la péripneumonie contagieuse, que la contre constatation a infirmés, soit du vivant, soit à l'autopsie des animaux qui présentaient les caractères de pleuro-pneumonie sporadique ou traumatique.

Causes et moyens préventifs. — Nous croyons devoir, Monsieur le Préfet, nous dispenser de nous arrêter présentement sur ce sujet déjà traité maintes fois dans nos précédents rapports d'ensemble et dans presque tous nos rapports particuliers.

Enfin, en songeant au grand préjudice que cause la péripneumonie à l'agriculture qui en est frappée, il est au moins consolant de penser que la loi tutélaire du 21 juillet 1881, l'Etat et le département, par leurs largesses, viennent en aide aux cultivateurs malheureux qui quoique déjà généreusement secourus, ont encore à supporter la moitié de leurs pertes et les dommages subséquents causés par la perturbation de leurs spéculations culturales, de leurs projets d'élevage, etc.

Telles sont les considérations générales qui nous sont inspirées par l'invasion et par la marche de la péripneumonie contagieuse dans la Marne.

MORVE ET FARCIN.

2ᵉ semestre 1885.

Du 3 octobre, à la Neuville-aux-Bois. 1 cas abattu, perte 650ˡ
    M. Renard, vétérinaire.

19 — au Chatelier, 1 — — 475
    M. Delaval, vétérinaire.

31 — à Sivry-sur-Ante, 1 — — 750
    M. Renard, vétérinaire.

       à Beine, 3 — — 1,700
    M. Mauclère, vétérinaire.

                                    3,575

1ᵉʳ semestre 1886.

23 février, à Ventelay, 1 perte non estimée.
    M. Déchery, vétérinaire.

Total 7 chevaux atteints abattus.

Les écuries et les chevaux contaminés, observés et surveillés conformément à la loi, n'ont plus rien présenté de particulier.

En raison de la gravité de l'affection, il a été pris, pour

chaque cas, un arrêté d'infection comportant les moyens préventifs généraux et particuliers qui ont été employés contre cette maladie.

Le dernier cas étant du 23 février, aucun animal ne reste actuellement en observation.

Si de ce chef la déclaration n'est pas dissimulée, on doit en conclure que l'état sanitaire du département est satisfaisant.

FIÈVRE APHTEUSE.

Présentée comme très-bénigne dans notre rapport du 1er juillet 1884 au 1er juin 1885 ; depuis cette date à ce jour, 30 juin 1886, les rapports parvenus ne la signalent que dans 9 communes sur 15 animaux d'espèce ovine avec des symptômes peu tenaces.

Cependant, les communes de Cernay-en-Dormois et de Saint-Gibrien auraient été envahies dans presque toutes leurs exploitations sur ces deux espèces de ruminants ; mais le chiffre des malades manquant ou étant très-incomplet, l'importance ne peut en être appréciée, d'où nous concluons qu'il n'y a pas eu de suites graves.

Nous rappellerons, comme précédemment, que cette affection inspire peu de craintes dans nos contrées ; d'après des bruits sourds, nous sommes fondés à croire qu'elle existe parfois par ci par là, sans être l'objet de la déclaration obligatoire, par conséquent à l'insu du service spécial et de l'administration.

Bien que beaucoup de propriétaires observent l'isolement, nous ferons remarquer que trop de confiance et trop de tolérance sont très-compromettantes et qu'il y a lieu de chercher à éviter cette indifférence par le rappel réitéré des art. 3 et 4 de la loi sanitaire, surtout en ce qui concerne la surveillance des importations nouvelles par le commerce de bestiaux, soit à domicile, soit par bandes ambulantes, soit par les foires.

Si sous le rapport de la fièvre aphteuse, le département est dans une voie satisfaisante, c'est précisément un motif et en même temps un encouragement pour s'y maintenir par la vigilance de tous les agents sanitaires, notamment par celle de MM. les Maires qui sont toujours les sentinelles les plus avancées.

La plupart des rapports sont de simples déclarations des autorités municipales, presque toujours anodines, sans détails techniques.

Cependant, MM. Regnard, vétérinaire à Hermonville, Gloux, à Caurel, Cadet, à Ville-sur-Tourbe, Guibert, à Châlons, et Brissot, à Suippes, ont adressé des rapports particuliers.

CHARBON.

2ᵉ Semestre 1885.

Dix communes et dix propriétaires ont éprouvé 121 sinistres de charbon, savoir :

1° 15 sur l'espèce bovine, dont 6 à Possesse, M. Delaval, vétérinaire appelé ; 3 à Outines, M. Alison, vétérinaire ; 1 à Soigny, M. Champagne, vétérinaire ; 1 à Coisard-Joches, M. Remy, vétérinaire ; 3 à Blaise-sous-Arzillières, dont 2 symptômatiques observés par M. Husson, vétérinaire ; 1 à Bertricourt, M. Mauclère, vétérinaire : représentant une valeur de............................ .... 3,920 fr.

2° 106 sur l'espèce ovine, dont 60 à Coupetz, chez un seul propriétaire, M. Guibert, vétérinaire, qui a fourni un rapport circonstancié, rappelé dans notre dernier compte-rendu de fin d'année ; 30 à Togny-aux-Bœufs, M. Guibert, vétérinaire ; 3 à Chichey, M. Moreau, vétérinaire, et 13 à Lachy, M. Moreau, vétérinaire, d'une valeur ensemble de   3,430

Total............ 7,350 fr.

1ᵉʳ semestre 1886.

Le 24 mai une simple déclaration de M. le Maire de Togny-aux-Bœufs, annonçait le sang de rate constaté par M. Vallerant sur une vache d'un sʳ Robinet, sans aucune évaluation..................................... Mémoire.

Nous supposons qu'il y a d'autres cas dont la plupart ne seront probablement communiqués qu'à la fin de l'année.

L'inoculation préventive du charbon a été employée avec succès par presque tous les vétérinaires cités.

Toutes les fois que nous avons été avisé en temps opportun, nous avons, suivant les cas, ou sollicité des arrêtés d'infection, ou rédigé des instructions particulières transmises aux intéressés par l'administration.

GALE OVINE.

2ᵉ semestre 1885.

Aucune déclaration de cette maladie n'est parvenue.

1ᵉʳ Semestre 1886.

Quatre bergeries des trois communes d'Epoye, de Mardeuil et de Bouy, comprenant ensemble 438 bêtes blanches, ont été reconnues envahies par la gale, guéries par les moyens ordinaires.

Le dommage causé par le traitement et par la moins-value de la laine peut être évalué à la somme de 75 cent. par bête atteinte, soit à 330 fr. environ, ci............... 330 fr.

Les mesures prises par arrêtés préfectoraux pour ces troupeaux ont été levées après guérison constatée, conformément à l'art. 42 du décret du 22 juin 1882.

Nota. A Epoye, l'incident suivant a été soulevé.

D'après la rumeur publique, d'autres troupeaux de ce village étant dénoncés comme suspects et comme pouvant gêner ou *empêcher* le parcours commun ; à la demande de M. le Maire, sur le rapport du vétérinaire, une visite sanitaire générale fut régulièrement demandée et prescrite par l'autorité préfectorale ; mais un propriétaire de 471 bêtes à laine, le sieur X.., s'y opposa formellement, en refusant l'entrée de ses bergeries au vétérinaire accompagné de M. le Maire, invoquant des raisons personnelles.

Un procès-verbal constatant ce fait, dressé par l'autorité compétente, a été renvoyé à qui de droit pour l'exécution de la mesure dont les suites nous sont restées inconnues jusqu'à ce jour, et que, pourtant, nous avons quelque raison de croire aplanies.

RAGE.

2ᵉ semestre 1885.

La plupart des rapports reçus relativement à la rage ne sont parvenus qu'à la fin de ce semestre, plus ou moins long-temps après la date des accidents, contrairement aux prescriptions si précises de l'art. 4 de la loi du 21 juillet 1881 et de l'art. 1ᵉʳ du décret du 22 juin 1882 ; par conséquent, à part seulement trois ou quatre exceptions, ils se rapportent indistinctement aux deux semestres de l'année 1885 et à des faits que nous n'avons pu signaler en leur temps.

Aussi ne croyons-nous mieux faire que de présenter des chiffres résumant le tableau statistique que nous avons dressé pour la rage, comprenant les deux semestres de l'année 1885, savoir : 17 communes.

22 rapports de vétérinaires ou de MM. les Maires, dont quelques-uns manquent et d'autres sont incomplets.

143 chiens saisis sur la voie publique, notamment à Reims.

95 chiens errants abattus.

47 chiens rendus à leurs propriétaires.

32 chiens abattus enragés.

90 chiens abattus comme suspects, houspillés ou mordus.

1 vache abattue.

11 personnes morduès.

2 cas de rage consécutifs.

Malheureusement cet exposé, déjà si chargé pour le département, est peut-être encore au-dessous de la vérité ; car comme on a pu le voir maintes fois, la déclaration, — *toujours la déclaration,* — ainsi que les avis à transmettre immédiatement à l'administration, sont loin d'être ponctuellement communiqués.

D'autre part, nous apprenons souvent incidemment ou par les journaux, des histoires de chiens enragés ou abattus comme tels, qui échappent au service des épizooties et dont les autorités locales ne rendent pas compte.

1ᵉʳ semestre 1886.

Enfin pendant ce semestre, un seul cas de rage canine

constaté par M. Guibert et par nous, à Châlons, le 22 janvier,
a été l'objet de rapports particuliers transmis aussitôt et de
mesures prises par M. le Commissaire de police.

L'absence de toute autre déclaration est une preuve à
l'appui des réflexions précédentes, d'où il suit qu'on ne peut
trop faire appel à la vigilance des intéressés par des instructions et autres moyens de vulgarisation de la loi.

Nous ne devons pas clore ce chapitre sans faire connaître
ceux de nos confrères qui ont apporté leur concours à cette
partie du service, ce sont :

MM. Brissot, Marcout, Gloux, Mauclère, Bonnemain, Georges,
Guibert, Baudin, Mathis, Laubréaux.

La peste bovine, la clavelée et la dourine ne se sont pas
montrées dans la Marne.

BRONCHITE VERMINEUSE.

Jusqu'à ce moment, le présent rapport ne comprend que
les maladies contagieuses visées par la loi du 21 juillet 1881,
art. 1er. Mais une affection, *la bronchite vermineuse ovine* a
causé la destruction d'un troupeau de 900 bêtes appartenant
au sieur Jactat, fermier à Puisieulx, arrondissement de
Reims, sur lequel elle sévissait depuis près de deux ans,
sans avoir été l'objet de recherches ni de soins rationnels,
si ce n'est la consultation tardive de M. Hédin, vétérinaire à
Beaumont-sur-Vesle.

Emu de cet état de choses, le propriétaire même de la
ferme, M. S... fit intervenir M. Mauclère, dont la visite fut
suivie de mesures préventives, prises en vertu de la loi municipale de 1884 : isolement, cantonnement, désinfection, la
contagion pouvant se faire par contact immédiat, par la bave
et par des germes, souillant les aliments, les litières, etc.

Le rapport de M. Mauclère a été signalé comme intéressant au triple point de vue pathologique, hygiénique et sanitaire.

Enfin cette maladie, essentiellement parasitaire, resta
heureusement confinée sur ce seul troupeau dont la recons-

titution ne s'opère qu'après de minutieux lavages désinfectants et dans un autre corps de ferme.

Récapitulation ou aperçu des pertes constatées, causées

Par la péripneumonie contagieuse. .... 28,580 fr.
Par la morve. 3,575
Par la fièvre aphteuse. 500
Par le charbon. 7,350
Par la gale ovine. . . . . · 330
Par la rage, perte non estimée. . . . . mémoire.
Par la bronchite vermineuse . . . . mémoire.
Autres pertes. . . . . mémoire.
Dommages et préjudicdes consécutifs. . . . . .. mémoire.

Total. . . . . 40,335 fr.

SERVICE DES ÉPIZOOTIES.

On sait, d'une part, que la législation sanitaire nouvelle est aussi prévoyante que suffisante et que son efficacité réside dans le bon fonctionnement de son application ;

D'autre part, que l'organisation du service des épizooties dans la Marne est aussi satisfaisante que possible, tous les vétérinaires, par arrêté préfectoral, étant reconnus sanitaires à un égal degré, libres, sans circonscription absolue, sans autre hiérarchie professionnelle que celle d'un Délégué chef de service, auquel tous peuvent être appelés à le suppléer pour les cas urgents.

Enfin, les autorités et les propriétaires pouvant y recourir indistinctivement selon leur choix, leurs habitudes et leur confiance ; ce qui permet d'assurer le service avec plus de célérité, d'éviter les froissements, les perturbations malencontreuses de clientèles, et, par les plus grandes proximités, de ménager le budget départemental.

Mais, dans le cours de ce rapport, on aura souvent remarqué les côtés faibles résultant de l'indifférence ou de l'ignorance des intéressés, et l'urgence que nous avons fait ressortir d'instructions réitérées pour exiger et pour diriger l'exécution de la loi.

Nous croyons même devoir ajouter que quelques communes *négligent et s'exonèrent sciemment* de certaines obligations, notamment, par exemple, de la surveillance des foires et des marchés, des équarrisseurs, etc., imposées par les art. 39 de la loi du 21 juillet 1881 et par le décret du 22 juin 1882 ; que pourtant, au point de vue du défaut de la déclaration et de la découverte des maladies contagieuses, cette mesure est considérée comme l'une des plus importantes, et dont la suppression, ou la négligence tolérée, ouvre une brèche à la loi, en lui faisant perdre sa force et son prestige.

Donc, nous faisant l'écho de nos confrères et de ce que nous entendons souvent, nous invoquons la bienveillance et la sollicitude du Conseil général et de l'autorité supérieure, en renouvelant le vœu que le service des épizooties soit encouragé, en exigeant le respect et l'application des mesures et des lois sanitaires.

CONFÉRENCES.

Nous considérons les conférences sur la police sanitaire comme le moyen principal de vulgarisation ; mais nous devons avouer qu'en temps ordinaire elles sont bien vite oubliées par ceux-là même qui n'ont pas un intérêt actuel à les entendre. Aussi pensons-nous qu'elles ne peuvent être réellement utiles et porter fruit que dans les localités envahies par une contagion quelconque, parce qu'alors les préceptes et les conseils, devant être immédiatement appliqués, sont mieux compriset mieux retenus.

Pour ces motifs, nous demandons que les vétérinaires sanitaires et MM. les Maires soient invités à se faire autoriser pour réunir les habitants intéressés — hommes et femmes — dès la première apparition d'une maladie contagieuse — péripneumonie, fièvre aphteuse, charbon, gale ovine, etc., — afin de les initier immédiatement à la gravité du mal, comme aussi à leurs devoirs et aux mesures imposées pour le conjurer.

C'est ainsi qu'à Saint-Martin-aux-Champs nous avons fait

deux conférences dans le moment de la période aiguë de la péripneumonie, et que les propriétaires ont su mettre à profit avec connaissance de causes.

Dans le courant de l'exercice d'autres conférences ont eu lieu, savoir :

Deux par M. Renard, à Sivry-sur-Ante et à Valmy, sur la police sanitaire.

Deux par M. Brissot, à Suippes et à Sommepy, sur la péripneumonie contagieuse.

Une par M. Collard, à Vitry-le-François, sur l'œuvre de M. Pasteur, choléra des poules, charbon, rage.

Une par M. Lenoir, à Bergères, sur la police sanitaire.

Deux par M. Guibert, à Vitry-la-Ville et à Bussy-Lettrée, sur la péripneumonie.

Deux enfin par nous, à Saint-Martin-aux-Champs, où régnait la péripneumonie.

Si le Conseil général et l'Administration apprécient comme nous l'utilité de ce moyen de propagande, nous espérons que la subvention pour cet objet sera accordée comme par le passé.

BULLETIN SANITAIRE MENSUEL DU MINISTÈRE DE L'AGRICULTURE.

Nous devons rendre compte que ce document officiel, intéressant, très-utile, de récente création, portant sur toute la France, présente, pour le mois de mai 1886, 14 départements atteints par la péripneumonie contagieuse, 78 communes, 206 animaux abattus, et que la Marne y est portée pour *deux communes et deux abatages seulement;* mais nous savons déjà que pour le présent mois de juin elle y figurera pour cinq abatages dans la commune de Vitry-la-Ville (étable nouvelle), et que celle de Saint-Martin-aux-Champs, pour la première fois depuis un an, ne s'y trouvera pas.

HONORAIRES DES AGENTS SANITAIRES.

Ce dernier point de notre rapport, prévu, mais indéterminé par la loi, est parfois cause de conflits très délicats à juger.

C'est pourquoi nous demandons encore, comme les années précédentes, que le tarif des honoraires soit étudié, *déterminé* et *unifié*, en haut lieu, pour tous les départements, c'est-à-dire par le Comité consultatif des épizooties et par M. le Ministre de l'Agriculture.

Dans l'exposé de ce compte-rendu, nous avons pris soin de citer ceux de nos confrères sanitaires qui, par leur intervention et par leurs rapports, ont pris une part active dans les faits que nous avons relatés, et qui ont contribué, chacun en ce qui le concerne, à la vulgarisation, à l'application de la police sanitaire, et à borner la propagation des maladies contagieuses.

Il nous reste à les remercier personnellement et à formuler le désir qu'un témoignage de satisfaction leur soit exprimé.

La haute responsabilité et le point vital du service des épizooties résidant dans le pouvoir central du département, nous avons la satisfaction d'y avoir toujours trouvé l'appui et la direction nécessaires à nos fonctions, et dans ses bureaux, les conseils et la célérité réclamés pour de nombreux cas d'urgence pour la prompte expédition des formalités, parfois si complexes à observer et souvent difficiles et délicates à interpréter.

A ces divers titres, et au nom des intéressés, nous exprimons notre reconnaissance à l'administration, avec l'espérance qu'elle voudra bien prendre en considération les *desiderata* contenus dans ce rapport et nous continuer son appui bienveillant.

Veuillez agréer, Monsieur le Préfet, la nouvelle assurance du profond respect et de l'entier dévouement de votre très humble serviteur.

AUMIGNON Dieudonné.

Châlons-sur-Marne, imp. F. Thouille.